AF496241

PUBLICATIONS DU *PROGRÈS MÉDICAL*

QUELQUES RÉFLEXIONS

SUR LES

FIÈVRES PERNICIEUSES PALUDÉENNES

PAR LES

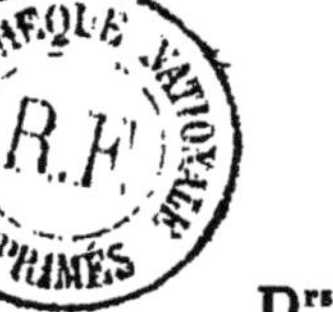

Dʳ Spiridion **KANELLIS**
et Jean **CARDAMATIS** (d'Athènes)

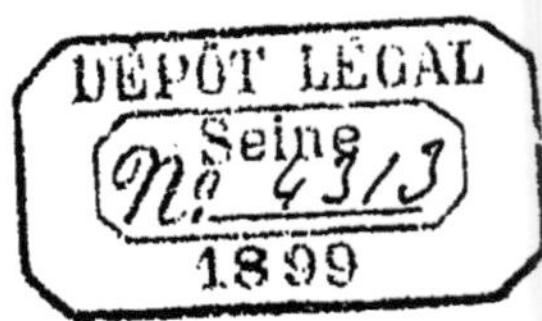

PARIS

AUX BUREAUX DU	FELIX ALCAN
PROGRÈS MÉDICAL	ÉDITEUR
14, rue des Carmes, 14	108, boulevard Saint-Germain, 108

1899

QUELQUES RÉFLEXIONS

SUR LES

FIÈVRES PERNICIEUSES PALUDÉENNES

I

L'étude de la symptomatologie clinique des fièvres paludéennes, faite conformément aux doctrines médicales des dix dernières années de notre siècle, montre que leur classification ne s'accorde point avec les théories nouvelles qui y sont relatives. Les principes et les considérations d'où partaient Sydenham, Torti, etc., étaient absolument différentes de celles dont nous partons aujourd'hui dans l'étude des fièvres palustres. Si ces auteurs tenaient beaucoup à classer les fièvres paludéennes d'une façon plus méthodique, il n'en est pas moins vrai qu'ils voyaient leur édifice s'écrouler pierre par pierre dans la suite, par la variabilité et l'inconstance infinie de la foule des types qu'ils avaient établis. Plus on est simple, plus on observe au lit du malade, plus on est convaincu que, dans les fièvres intermittentes, sauf la fièvre quotidienne simple, la fièvre double quotidienne, la fièvre tierce et la fièvre quarte, aucun autre type n'est admissible. Quant aux fièvres quinte, sixte, etc., il faut se borner à répéter les paroles de Galien : « ἐγὼ μὲν οὔπω σαφῶς εἶδον οὔτε ταύτην τὴν περίοδον, οὔτε ἄλλην τινα, ἐξωτέρω τῆς τεταρταίας. »

On sait aujourd'hui que tout accès fébrile reconnaît

pour cause un développement de spores dans le plasma sanguin, qui représente une race de plasmodes palustres. En raison de la constitution, du sol, de la diversité des chimismes, de l'activité ou de l'inactivité du système nerveux et des autres éléments dynamiques, chaque génération de plasmodes opère son incubation dans un espace de temps indéterminé. L'organisme susceptible, dans un moment quelconque, de subir l'évolution morbide d'une espèce donnée, produira son accès fébrile, suivant la sporification de cette espèce, sous une forme d'éclosion déterminée. Cette éclosion, grâce à telle ou autre cause, peut modifier non seulement l'intensité de ses sécrétions pathologiques, mais encore son incubation régulière dans un temps déterminé. C'est ainsi que se produit la fièvre intermittente, laquelle, selon le temps de l'éclosion des plasmodes dans l'économie, revêt telle ou telle forme.

Les fièvres quinte, sixte, septane, octane et celles qui s'appellent mensuelles et annuelles, sont des types qui n'existent pas en vérité, ou mieux pour celles qui offrent une intermittence de dix jours au plus, une récidive pure d'une simple fièvre intermittente, qui, pour telle ou telle cause, revient après cinq, six, sept ou huit jours. Dans ce cas, il est à supposer ou qu'il y a réapparition de l'espèce plasmodiale qui avait agi primitivement, ou bien qu'il en est survenu une autre, indépendante de la première, spécialement lorsqu'il s'agit des accès fébriles revenant tous les huit, quinze ou plus de jours. L'un de nous, en 1896, a déjà soutenu, devant la *Société médicale d'Athènes*, qu'au delà de la forme quarte, il n'y en a aucune autre à admettre, opinion à laquelle se sont rangés MM. D. Rizopoulos, Ep. Kotsonopoulos et Jean Théophanidès, autorités avérées parmi ceux qui ont étudié les maladies paludéennes de notre pays.

Laveran lui-même, après ses observations faites pendant son long séjour en Algérie, n'hésite point à admettre que, contrairement à l'opinion générale répandue, les manifestations cliniques du paludisme sont si peu variées qu'elles rendent monotones les services médicaux des hôpitaux de pays chauds.

En ce qui concerne les fièvres pernicieuses, nous pensons sans hésitation qu'on s'est trop étendu dans la classification de leurs diverses formes, chacun s'évertuant à faire classer spécialement et à légitimer la moindre hyperhémie viscérale ou organique, ce qui arrivait autrefois dans la classification des diverses affections stomacales d'origine dyspeptique.

II

Pourquoi le paludisme se présente sous une variété d'intensité diverse. — Une seule et même cause, un seul et même microbe — considéré dans son ensemble et non sous ses diverses formes — produit, sans doute, le paludisme, mais les manifestations revêtent chez deux individus de la même espèce, une forme et une intensité qui varient selon les divers éléments dynamiques, chimiques et physiques de chacun d'eux. Nous aussi, nous tendons à admettre que le même plasmode produit toutes les formes de la fièvre intermittente; seulement la différence des formes est sous la dépendance de la période différente de l'évolution de cet agent, phase qui a un rapport immédiat avec les différences physiques et nutritives qui chaque fois se manifestent sur l'économie. Ce qui légitime cette manière de voir, ce sont les expériences sur le paludisme, dans lesquelles, bien qu'introduisant dans l'économie du sang contenant le germe de la fièvre tierce, on est loin d'obtenir des résultats identiques.

On sait qu'il y a de nos jours deux opinions dominantes : les uns admettent la multiplicité, les autres l'unité du plasmode. Mais combien de fois n'avons-nous pas vu les trois phases du plasmode exister chez le même individu ?

Qu'est-ce donc que cela veut dire ? On doit sans doute admettre une infection mixte. Mais pourquoi alors, puisque nous n'avons qu'un mélange, chaque infection agit pour son propre compte et combat en commun avec les autres contre l'organisme, pourquoi donc, disons-nous, les produits de ce mélange seraient-ils à un degré moindre dans une fièvre pernicieuse où nous ne retrouvons d'ailleurs qu'une seule phase de plasmodes (les corps en croissant), phase de plasmodes qui est même rare et parfois en petite quantité ?

Les observateurs se critiquent les uns les autres. C'est ainsi que, tandis que Canalis et Golgi attribuent les corps en croissant aux fièvres irrégulières, Marchiafava et Bignami leur attribuent les fièvres tierces autumnales. M. Canton (d'Amérique) expose des observations contraires à celles de M. Golgi ; M. Laveran, d'accord avec les observateurs de notre pays, retrouve ces plasmodes dans toutes les formes du paludisme. Grassi et Feletti prétendent que ce n'est que dans les fièvres quotidiennes, les subcontinues et celles qui reparaissent dans de grands intervalles qu'on peut retrouver les plasmodes ; Feletti surtout assure d'une manière expresse qu'il n'a jamais constaté l'existence des corps en croissant dans les cas de fièvre pernicieuse.

Nous n'avons pas besoin de citer d'autres noms et d'autres opinions pour faire voir d'une façon claire le dissentiment qui règne parmi les plus éminents et les plus exercés des observateurs ; tout en exposant leurs recherches et leurs constatations, ils ne réussissent qu'à émettre des opinions divergentes. Mais cette différence d'opinion qui découle d'une étude approfondie des choses, n'est pas capable d'infirmer les observations d'autres observateurs éprouvés. Il s'ensuit donc que cette différence existe, qu'elle est un fait qui confirme d'une façon inébranlable notre opinion et notre conviction que l'évolution du plasmode unique s'opère sous la dépendance des variétés climatériques, physiques et nutritives de l'individu et détermine ces types morbides différents.

Ce sont les expériences d'inoculation du paludisme, qui nous amènent à cette manière de voir, expériences d'inoculation qui, comme on sait, se trouvent dans un ordre correspondant homologue ; car en inoculant de la variole nous n'obtiendrons pas la rougeole, ni en inoculant le streptocoque nous n'obtiendrons non plus le paludisme ; la variole reproduira toujours la variole, et le streptocoque, les reproductions de sa localisation. Dans le sujet qui nous occupe les choses arrivent à rebours ; c'est rarement que la fièvre tierce produit une fièvre tierce, comme cela, d'ailleurs, arrive aussi pour la fièvre quotidienne. De plus si l'on admet la manière de voir de Grassi, Feletti, Golgi, Canalis, Marchiafava, Bignami et des autres auteurs qui sont pour la multiplicité des plasmodes et en conséquence, pour l'ordre distinct de chaque cause morbide des diverses formes du paludisme, il faudra avoir toujours les mêmes agents générateurs. Il faudra que la cause se trouve toujours en rapport direct avec le résultat, sans que certains observateurs obtiennent un type de fièvre quand les autres en rencontrent un autre.

Bien que nous ayons la même cause et que nous puissions l'inoculer isolée de tout mélange, il est une condition qui n'est pas toujours identique, c'est le terrain de l'inoculation. C'est à cette différence qu'est due la diversité des résultats obtenus non seulement dans le type du paludisme, mais encore dans la manifestation réactionnelle de chaque sujet et dans l'incubation des plasmodes fébrigènes. En inoculant, par exemple, en même temps et dans les mêmes conditions un nombre déterminé d'individus, nous remarquons que la manifestation de la réaction de l'organisme ne se produira pas après un temps égal, mais bien dans un espace de temps qui peut varier entre deux et seize jours. Nous croyons qu'il n'est ni inutile, ni étranger à notre sujet de faire mention de nos propres observations, publiées dans le journal médical de notre pays (1) et por-

(1) *Galien*, nº 4, 1884.

tant sur l'incubation plus rapide qui varie de 6 à 36 heures et qui justifie les prétentions de Nepple en ce qui concerne l'influence immédiate du miasme.

Nous constatons cette influence du terrain sur le développement non point de telle ou telle forme mais du paludisme en général, parmi les foules ouvrières et surtout parmi les voyageurs, les chasseurs qui fréquentent, à des époques déterminées, les régions marécageuses riches en gibier, et parmi les gens qui parcourent des lieux couverts de marais. Plusieurs parmi eux sont immédiatement atteints d'une maladie paludéenne, tandis que pour d'autres il faut qu'une cause, une fatigue, un excès, un refroidissement, des boissons alcooliques, agissent préalablement ; c'est-à-dire que le paludisme, pour faire son apparition chez ces individus, exige une modification, un changement de l'organisme. En outre si nous prenons un individu qui, en parcourant des régions marécageuses, a été jadis atteint d'une fièvre intermittente et qui, dans la suite, en a été radicalement guéri, nous aurons d'autant plus le droit de croire la guérison radicale, que nos recherches postérieures par le microscope ne sont que négatives. Point de microbe ! Point de trace de sa vie antérieure ! Rien ne trahit l'existence antérieure du virus marécageux. Néanmoins, malgré ces résultats négatifs chez le même individu, bien que ce dernier vive dans un milieu sain, loin de toute influence paludéenne, il se peut que l'impaludisme réapparaisse grâce à une altération de la vitalité de son organisme. L'examen microscopique du sang fait après l'apparition des principaux signes de l'accès fébrile décèle alors l'existence des plasmodes.

On se demande avec raison, d'où proviennent ces microbes, une fois que le malade est loin de tout sujet d'infection ? Sans doute les germes pyrétogènes ne se sont pas nouvellement introduits dans l'économie. Mais où étaient-ils cachés et comment se sont-ils reproduits ? Pourquoi ne pouvons-nous constater cet état latent des éloplasmodes? Pourquoi enfin, des organismes ayant séjourné pendant longtemps en des régions marécageuses sans jamais présenter le moindre symptôme d'intoxication palustre, sont-ils attaqués par les accès du paludisme parce qu'ils ont changé les habitudes de leur vie, ou bien qu'ils ont été soumis à un changement de climat, aux fatigues d'un voyage? Il faut en conclure que la diathèse paludéenne demeure latente non dans la rate, mais sans doute dans l'organisme tout entier ; car, comme Laveran le prétend d'ailleurs avec beaucoup de raison, nous ne pouvons concevoir comment un organe comme la rate, qui s'oppose au développement des éloplasmodes par sa phagocytose, peut être en même temps un organe de protection en donnant à ces germes un abri et un refuge dans ses plexus capillaires. Donc une prédisposition, une diathèse spéciale demeure cachée, inconnue, latente, et ne devient perceptible à nos sens que lorsqu'un refroidissement, un abus, un traumatisme, une perte d'humeurs, une fatigue, un chimicotoxisme, etc., vient à provoquer une modification, une altération du milieu organique.

Ici encore terrain et microbe servent de base à la théorie. Le premier surtout joue un rôle important non seulement en ce qui concerne la manifestation de l'incubation, mais encore au sujet de la production des divers types de fièvre.

D'après tout ce que nous venons d'exposer, il ne nous reste qu'une conclusion à tirer, c'est de soutenir l'unité des plasmodes qui engendrent les divers types du paludisme, et de confirmer que la différence des types relève directement de la différence des phases d'évolution du plasmode, et, enfin, que ces diverses phases d'évolution sont en rapport immédiat avec les différences physiques et nutritives opérées dans l'organisme de chaque individu.

Hippocrate traitant du régime et du milieu, milieu qu'on recherche aujourd'hui pour le développement et la culture de tel ou tel microbe, s'exprime de la façon suivante : « Ἀλλ' ἴσως φύσει τις, διατὶ οὖν οὐχ ἅπασι τοῖς ζώοισιν ἀλλ' ἔθνει τινι

ἀυτέων ἐμπεριπίπτουσιν αἱ τοιαῦται — ἐπιδήμιοι — νοῦσοι ; Διότι, φαίην
ἂν, διαφέρει σῶμα σώματος, καὶ φύσις φύσεως καὶ τροφὴ τροφῆς (1) ».

Il n'y a que ces différences physiques et nutritives qui
opèrent la dissemblance du terrain chez les divers individus. Conjointement à ces différences, il faut faire ressortir
la différence chimique qui découle tant de l'individualité
même que du changement imprimé par la lutte ou la soli-
darité des divers microcosmes. C'est ainsi que nous pour-
rons concevoir le changement différent des chimismes
chez les divers individus, et, par conséquent, l'évolution
de la diathèse morbide non sous une forme unitaire et
clairement marquée, mais bien sous une forme qui varie
de l'extinction de l'état morbide dans sa naissance (fièvre
larvée) à la prompte destruction de l'organisme entier
(fièvre pernicieuse). Aussi, au cours d'une maladie épidémique remarquons-nous ces variétés et ces dissemblances
multiples et pouvons-nous concilier ce qui paraît quel-
quefois vraiment incompatible et nous rendre compte du
caractère évolutif de chaque maladie épidémique ou spo-
radique qui se présente, et pendant laquelle chaque organisme constitue une entité morbide à part.

Donc, la cause déterminante, la spécificité de chaque
maladie spécifique est toujours la même, mais sa manifestation en est différente. La grippe et la pneumonie
nous en convainquent assez, et particulièrement la première, vu la multiplicité et la variété de ses formes. Chaque organisme se comporte diversement sous l'action
d'une même cause ; car le sol, les chimismes, les éléments
dynamiques et physiques, l'âge, le sexe, l'habitude, le caractère, la période de la maladie, tout enfin exerce une
influence différente dans chaque individu ; c'est ainsi que
la physionomie variable, les types divers du paludisme en
rapport avec les divers organismes, relèvent d'une seule
et même cause, du plasmode, qui est l'agent spécifique de
toutes les maladies paludéennes ou, pour mieux dire, de
toutes les formes de la fièvre palustre.

(1) *Hippocrate*, Littré, VI, 55. Περὶ φύσεως.

III

Connaissant le résultat des recherches microscopiques et sachant que chaque accès fébrile est dû à la sporification d'une génération de plasmodes, nous pouvons, par l'examen microscopique du sang au premier début du frisson fébrile, savoir la quantité répandue dans le plasma du sang et présumer si l'accès sera léger ou grave. Natson-Cheyne a voulu démontrer l'influence que la quantité des parasites morbigènes exerce, en général, sur les effets consécutifs à leur présence. Pour s'en convaincre, en effet, il suffit de se rappeler que des micro-organismes absolument sans virulence peuvent, en pénétrant dans l'organisme en grand nombre, provoquer des phénomènes graves et même mortels. Donc la gravité de la maladie peut être proportionnelle à la quantité des microbes qui pénètrent dans l'économie. Ceci est particulièrement vrai pour le paludisme : plus la sporification est grande, plus l'accès fébrile est grave. Les fièvres paludéennes, dites pernicieuses, qui font leur apparition au cours des fièvres intermittentes chez un malade déjà fréquemment frappé, ou pendant les fièvres continues ou rémittentes où la cachexie palustre, sont la conséquence d'une infection irrégulière du sang.

Les auteurs plus anciens n'ayant aucune connaissance microscopique admettaient que la fièvre pernicieuse est engendrée par la simple réaction des phénomènes, et que cette réaction traduisait le résultat de la lutte de l'organisme contre le miasme marécageux ; elles étaient, en d'autres termes, le résultat de l'intensité du miasme et de la réaction de l'organisme ; d'autres croyaient que la perniciosité ou la malignité de la fièvre provenait du dépôt du miasme en plus grande proportion, d'où l'épuisement de l'organisme.

Cette théorie de la lutte de l'organisme contre le dépôt des microbes du paludisme est encore aujourd'hui en vigueur avec cette seule différence que le mot vague de dépôt miasmatique a fait place au terme précis de microbe. La lutte entre l'organisme et le miasme palustre s'opère de tout temps. Mais tantôt le résultat en est nul ou insignifiant et produit les fièvres latentes proprement dites ; tantôt il se généralise et se traduit par une maladie grave au point d'intéresser profondément l'économie tout entière. C'est pourquoi les conséquences de cette lutte sont les phénomènes causés par l'envahissement plus ou moins complet de l'économie.

Héricourt, examinant l'action des microbes du paludisme dans ses divers types, admet que ces microbes agissent par leur présence comme des corps étrangers et il en explique l'action de la manière suivante. Dans les attaques larvées, dans celles surtout qui se présentent sous la forme de névralgies, on peut voir aisément la supériorité de l'action mécanique des germes peu nombreux placés près des organes intéressés ; tandis que dans les formes graves de l'affection palustre, dans les accès purement pernicieux, l'aspect typhoïde des malades ne laisse aucun doute sur la réalité d'un empoisonnement. Quant aux fièvres pernicieuses compliquées, elles peuvent être expliquées par la supériorité d'une action mécanique localisée dans certains organes, dont les fonctions troublées amènent des symptômes également divers.

Parmi les auteurs grecs, Palladios émettait l'opinion que ce même miasme paludéen en exerçant sur l'organisme des malades une action toxique, engendre les fièvres pernicieuses, soit qu'une grande quantité de l'agent infectieux ait pénétré, soit que l'agent se soit modifié après sa pénétration. Personne n'ignore quel rôle important joue, d'après les auteurs anciens et les modernes même, dans la pathogénie des fièvres pernicieuses, la quantité de l'agent infectieux absorbé par l'organisme ; Bouddin, pour n'en pas citer d'autres, admet que la gravité des fièvres est en rapport avec l'état d'absorption de la peau, c'est-à-dire qu'il est partisan de la théorie qui admet que les fièvres pernicieuses sont engendrées par l'absorption et le dépôt dans l'organisme d'une certaine quantité de miasme.

M. Antoniadès (d'Athènes), dans son livre sur l'*influence de la quantité du miasme sur la production des fièvres pernicieuses*, émet les propositions suivantes :

A) Que les fièvres pernicieuses apparaissent de préférence et très souvent dans les régions marécageuses, véritables foyers de miasmes.

B) Que leur apparition se fait particulièrement pendant les saisons où le miasme se répand en abondance et se condense, c'est-à-dire durant l'été et l'automne.

C) Que, dans les années sèches, lorsque les surfaces des émanations miasmatiques sont moindres et les miasmes moins nombreux, les fièvres intermittentes l'emportent sur les fièvres pernicieuses qui deviennent sporadiques. Au contraire, durant les époques où le paludisme prend un caractère épidémique, les fièvres pernicieuses sont plus fréquentes.

Pellarin a prétendu que les fièvres pernicieuses ne constituent point une catégorie à part et qu'il n'y a pas, en conséquence, des accès pernicieux, mais seulement de simples complications au niveau des viscères, des complications dues à l'action du miasme paludéen. « Lorsque, après quelques jours de fièvre, ajoute-t-il, le malade vient à se plaindre de douleurs intenses siégeant dans l'hypocondre droit, s'irradiant vers l'épaule homonyme, et accompagnées d'une coloration ictérique de la peau et de la conjonctive, tous ces symptômes trahissent une affection du foie (fièvre pernicieuse hépatique), laquelle, le plus souvent, dans les climats chauds, aboutit à un abcès hépatique, Il en est de même pour les accès pernicieux dits néphrétiques ou cérébraux, dans lesquels on retrouve des altérations évidentes des reins et des centres du système nerveux. » Laveran, traitant du même sujet, dit que le

terme de fièvre pernicieuse ne doit plus être conservé.
Il n'y a pas, dit-il, des fièvres pernicieuses bien distinctes
des fièvres intermittentes ou continues : il n'y a que des
fièvres palustres intermittentes ou continues qui se com-
pliquent de symptômes graves. A ces fièvres compliquées
s'applique la dénomination de fièvres pernicieuses. Toutes
les complications, tous les symptômes, qui peuvent se
produire pendant le cours des fièvres paludéennes ne mé-
ritent point d'être surnommés accès pernicieux. On ne
range sous ce titre que les symptômes graves qui peuvent
amener promptement la mort et qui proviennent directement du miasme palustre. Les maladies intercurrentes
qui viennent se greffer sur le paludisme et le compliquer,
ne doivent pas prendre place parmi les accès pernicieux.
Cette manière de penser nous amène à rejeter plusieurs
fièvres considérées comme pernicieuses : telles sont les
fièvres pneumonique, péritonique, gastralgique, dysen-
térique, cholérique, tétanique, hydrophobique, etc., etc.

IV

Un point qui nous étonne est le suivant : Pourquoi l'intensité de la période typique d'une fièvre intermittente ou
d'une fièvre continue, dans le cours desquelles apparaît
la fièvre pernicieuse, est-elle supérieure à celle de cette
dernière, puisque la malignité ou la bénignité de l'accès
dépend de la quantité des produits de sporification des
plasmodes? Pourquoi, par exemple, le mouvement fébrile
qui, dans la plupart des fièvres pernicieuses, constitue le
le plus grand indice de la réaction de l'organisme contre
les sécrétions toxiques, ne se montre-t-il pas supérieur
dans la forme algide des fièvres pernicieuses, forme dont
le mouvement fébrile est presque toujours moindre que
celui d'une simple fièvre intermittente, du moins quant au

mode d'expression ? Il semble que tout est sous la dépendance du système nerveux qui régit notre économie entière ; car, d'ailleurs, comment pourrons-nous comprendre
la juste observation que Pellarin allègue contre l'existence
des fièvres pernicieuses, observation faite sur des individus
souffrant d'une fièvre intermittente ou d'une fièvre continue, et qui, dans le cours de cette fièvre et sous une tem-
pérature de 38°,5 à 39°, se sentent assez de forces pour
quitter leur lit et vaquer à leurs affaires, sans qu'ils n'aient
à se plaindre que d'une légère céphalalgie ou d'un simple
malaise ? Puisque dans la fièvre intermittente 1 donne 1
et 2 donne 2, pourquoi dans la fièvre pernicieuse n'avons-
nous pas des phénomènes analogues, mais voyons-nous
le rapport se modifier de 2 à 1 ? Puisque l'on constate
que la sporification n° 1 donnera toujours en intensité
l'accès n° 1, pourquoi la sporification n° 3 d'une fièvre pernicieuse ne donne-t-elle pas la même équation,
le même rapport dans ses produits expressifs ? Pourquoi donne-t-elle lieu à un mouvement fébrile, ce
signe expressif de la réaction de l'organisme contre les
matières toxiques qui, dans plusieurs formes pernicieuses,
ne se représente que comme le produit de l'accès n° 1 ?
Il paraît donc que le mal réside non seulement dans la
quantité active du miasme, mais encore dans la transformation différente ou normale des humeurs de l'organisme:
ces humeurs ayant été modifiées sous l'influence de telle
ou telle hyperhémie qui se traduit à l'extérieur par un
symptôme ou un autre, symptôme qui caractérise l'apparition de la fièvre pernicieuse. Nous savons par expérience
que la fièvre pernicieuse fait son apparition dans le cours
soit des fièvres intermittentes simples, soit, plus souvent,
au cours des fièvres continues, soit, enfin, pendant la cachexie paludéenne. Ces trois états pathologiques produisent
dans l'organisme une anémie caractéristique : plus cette
anémie est intense, plus elle provoque de changements et
de troubles fonctionnels déterminés par les centres nerveux. C'est le système nerveux qui produit les hyperhé-

mies, ou les anémies locales : les sécrétions microbiennes exercent une grande influence sur les nerfs vaso-moteurs provoquent soit la dilatation, soit la constriction de l'appareil circulatoire. Ces changements fonctionnels portent plutôt sur la distribution du sang que sur les phénomènes de l'oxydation intra-organique. C'est ainsi qu'on peut s'expliquer les divers phénomènes symptomatiques qu'on remarque durant l'évolution du mouvement fébrile de l'accès d'une fièvre pernicieuse et la prédominance d'un phénomène qui, dans la classification des fièvres pernicieuses, donne son nom à chacune des formes particulières de ces dernières.

V

Nous admettons comme fièvres pernicieuses proprement dites, celles qui très rarement apparaissent, dès le début, comme telles, et celles qui se déclarent, très souvent, durant l'évolution des fièvres intermittentes ou continues et de la cachexie palustre, en désignant comme cause de leur production une intoxication paludéenne antérieure de l'organisme évidente.

A l'aide de notre considération précédente, nous pouvons apporter les statistiques de la mortalité dans les diverses villes de Grèce. On y voit constater des fièvres pernicieuses palustres pendant l'hiver même, saison, où les fièvres paludéennes, si elles ne disparaissent pas complètement, deviennent de plus en plus rares. A coup sûr, ces fièvres ne tiennent pas à une nouvelle infection paludéenne, mais elles constituent une manifestation du paludisme chronique. Cette diathèse, cet état paludéen de l'organisme, cette tare imprimée à l'économie par un processus de paludisme antérieur, n'avait pas jusque-là la force de se manifester. Il restait caché au fond de l'économie et réduit à l'inaction par la vigueur collective de toutes les parties de l'organisme. Mais il lui suffit pour se manifester d'un changement, d'une transformation qui s'opère dans les humeurs de l'économie, de l'altération organique d'un organe, de l'influence de diverses combinaisons de microbes morbigènes ou de parasites qui ne sont point nuisibles pour un organisme non taré. Il est évident qu'il ne s'agit point d'une nouvelle influence du paludisme extra-organique : la saison d'hiver raréfie et détruit les plasmodies de l'intoxication paludéenne. Donc l'apparition des symptômes pernicieux, dans le cas qui nous occupe, n'est due qu'à la résurrection des germes morbigènes qui ont résidé dans l'économie à l'état latent, et qui viennent d'être ranimés par un changement, par une perturbation intra-organique. Cette manière de penser nous donne également l'explication de la plupart des fièvres pernicieuses qui sévissent dans la saison chaude et qui tiennent apparemment à la modification élémentaire du sang et à sa surcharge de principes toxiques. Ces principes, ces éléments anormaux relèvent principalement d'autres causes organiques, soit que celles-ci préexistassent dans l'organisme impaludé, grâce à des diathèses individuelles ou héréditaires, soit qu'elles se préparassent, avec le temps, par l'action chronique du paludisme lui-même comme cause déterminante. S'il en était autrement, il faudrait alors qu'aucun cas de fièvre paludéenne pernicieuse ne figurât dans les bulletins de mortalité pendant la saison froide de l'hiver. Mais ce qu'on remarque dans ces bulletins est tout à fait le contraire : des cas de fièvre pernicieuse y sont constamment et régulièrement enregistrés tous les ans, tant au mois de décembre qu'aux mois de janvier et de février. Si, d'ailleurs, cette manière de voir n'était pas vraie, et que, par conséquent, un accès intermittent ou continu eût eu besoin toujours — selon l'opinion de Bein émise au Congrès de Berlin — de l'addition de nouvelles générations de microbes pour augmenter les toxines microbiennes capables d'augmenter la malignité de l'infection, toutes les fièvres palustres qui figurent en hiver sur les bulletins de mortalité comme étant des fièvres pernicieuses, ne le seraient pas; elles seraient plutôt des entités morbides d'une autre nature, et relevant d'une autre cause, des entités morbides considérées comme des fièvres pernicieuses et qui viendraient, à tort et à travers, augmenter la multitude déjà nombreuse des fièvres pernicieuses, surtout en été et en automne, saisons où pullulent dans notre pays les fièvres palustres. L'opinion que parmi les fièvres palustres, la plupart qui sont enregistrées sur les bulletins de mortalité comme pernicieuses, ne le sont point, est également défendue dans une étude d'un médecin de l'armée hellénique, M. Savas, sur les maladies traitées à l'hôpital d'Athènes. On y voit que, pendant un espace de cinq ans, de 1882 à 1887, parmi les 14.396 malades, traités dans l'hôpital pour des accidents palustres, douze cas de fièvre pernicieuse furent seulement constatés. Parmi ces cas pernicieux, il y en eut neuf affectant la forme comateuse, un la forme cholérique, un la forme encéphalique maniaque et un la forme algide; il y eut en outre quatorze cas de fièvre bilieuse hémoglobinurique. La statistique de M. Pampoukis constate que sur 2.904 individus atteints de paludisme, 21 seulement, d'après les notes de l'hôpital de Larisse, étaient frappés d'accès pernicieux. En ce qui concerne nos propres observations et la statistique que nous avons dressée à nous deux, nous arrivons aux conclusions suivantes : En la seule ville d'Athènes, pendant onze années de pratique, nous constatâmes 3.000 cas de paludisme; à Katochi d'Acarnanie, pendant trois années, 4.000 cas ; à Boufras de Messénie, dans l'espace de quatre ans, 2.300 cas ; en tout, 9.300 cas d'impaludés. Parmi eux, nous avons observé 9.010 cas de fièvre intermittente, 135 cas de fièvre continue, 42 cas de fièvres pernicieuses, et 113 cas de cachexie paludéenne. De ces 42 cas de fièvres pernicieuses, 22 avaient été reconnus comme appartenant aux véri-

tables fièvres pernicieuses (il y eut 8 cas mortels) et 20 se
rattachaient à la fièvre bilieuse hémoglobinurique; 4 de
ces derniers moururent. En somme, sur 9.300 impaludés,
42 avaient des accès pernicieux, dont 12 aboutirent à la
mort. Parmi les véritables fièvres pernicieuses, nous ne
comptons ni les légères congestions cérébrales, ni les
surexcitations ordinaires du système nerveux avec de lé-
gers délires ou avec un léger carus, mais les véritables
formes pernicieuses classiques, qui présentent un danger
imminent pour la vie.

VI

Pour revenir maintenant à nos considérations sur les
diathèses héréditaires ou individuelles, nous considérons
deux individus, dont l'un d'une constitution saine et forte,
et l'autre arthritique. Chez ce dernier les échanges nutri-
tifs, les transformations chimiques, les éléments histolo-
giques sont assurément tous différents. Les troubles vaso-
moteurs, les affections névralgiques et spasmodiques
tiennent à son tempérament, car l'organisme est altéré
par les poisons physiologiques, mais anormaux, qui s'éla-
borent dans l'intimité de ses tissus. Exposez maintenant ces
deux individus à la même action qualitative et quantita-
tive du miasme paludéen. La manitestation de la maladie
dans le premier de ces individus aura la forme normale, tandis que l'autre malade, à cause de son état
morbide antérieur, qui se traduit par une surexcita-
bilité nerveuse, auquel vient s'adjoindre le paludisme,
présentera des phénomènes nerveux anormaux qui,
avec leurs diverses formes, donneront lieu à un autre
type de la maladie. Il s'ensuit qu'il y a grand intérêt

à connaître la diathèse de chaque individu, et le médecin qui en est averti peut en tirer de sérieux avantages. Donc, d'après nous, les diathèses exercent une grande influence sur l'évolution de l'infection paludéenne en modifiant l'expression de celle-ci. En voici un exemple : Une famille D. B..., composée de six personnes, est nettement arthritique. Le père de la famille est mort d'une affection qui nous est inconnue, mais les commémoratifs nous apprennent qu'il souffrait d'une diplopie diabétique. La mère est goutteuse, elle offre des concrétions tophacées au niveau des articulations des doigts ; l'aînée des enfants souffre de gravelle, d'une inflammation chronique des gencives de nature scorbutique et d'une métrite. Le second enfant souffre d'une gravelle plus intense. Le troisième vit à l'étranger et on ne sait s'il a quelque affection. Le quatrième et le cinquième sont souvent incommodés par des épistaxis. Toutes ces personnes sont atteintes d'hémoglobinurie causée sans doute par l'emploi de la quinine. Cette influence des diathèses est également montrée par les observations de plusieurs de nos confrères, qui, tout en ayant remarqué cette prédisposition à l'hémoglobinurie chez quelques familles, n'avaient pas suffisamment recherché les diathèses dominant dans ces familles. On peut, en conséquence, soutenir que l'hémoglobinurie ne provient exclusivement ni de l'action cumulatrice de la quinine, ni de l'action du miasme palustre, mais c'est bien l'effet d'une cause préexistante, de la diathèse arthritique ou herpétique, d'un état pathologique qui a déjà préparé le terrain par la modification des chimismes. La nouvelle maladie qui vient à se surajouter ne fait qu'aggraver l'état général de l'économie. Il nous semble que c'est déjà un fait acquis à la science que la diathèse arthritique joue un rôle dans l'apparition de l'hémoglobinurie, à moins que nous ne voulions en chercher la cause principale chez des individus ayant présenté le symptôme de l'hémoglobinurie, sans avoir fait grand usage de la quinine. Ces personnes présentent toujours la

tare arthritique qu'on retrouve si on la cherche avec soin.
Les exemples de ce genre abondent. Nous nous contente-
rons de n'en citer qu'un seul. Le petit enfant de 3 ans de
notre confrère, M. N..., arthritique héréditaire, présente
le symptôme de l'hémoglobinurie sans antécédent palustre
et sans long usage antérieur de la quinine : l'enfant
n'avait pris de quinine que le jour même de son hémoglobinurie, d'après l'assertion de son père.

On peut tenir le même propos au sujet de l'alcoolisme
qui présente une si étroite relation avec l'arthritisme,
grâce au ralentissement de la fonction nutritive opéré par
l'alcool qui agit surtout comme un poison cirrhogène;
en effet, comme chez les arthritiques, on constate chez les
alcooliques la congestion hépatique et la fréquente dilatation de l'estomac, qui contribuent à altérer les humeurs
de l'organisme entier. C'est surtout le sang qui en subit
une modification qui peut transformer un accès bénin en
accès pernicieux. C'est pourquoi M. Laveran, dans son
nouvel ouvrage (1), dit que l'alcoolisme constitue une
cause adjuvante ou occasionnelle bien connue des fièvres
pernicieuses; ce qui prouve pourquoi, en Algérie, on a
souvent à enregistrer des accès pernicieux le lendemain
des fêtes célébrées par de copieuses libations.

VII

Conclusions. — En résumé nous pouvons conclure :

1° Un seul et même plasmode produit toutes les formes
de l'infection paludéenne; mais la diversité des formes
dépend des différentes périodes d'évolution du plasmode,
ces formes sont toujours sous la dépendance des modifi-

(1) *Traité du paludisme*, 1898, p. 183.

cations physiques et nutritives qui s'opèrent dans l'organisme ;

2° La quantité des plasmodes est en rapport direct avec la gravité des symptômes cliniques du paludisme, et surtout avec la production des fièvres palustres pernicieuses ;

3° En outre, l'action du plasmode sur le système nerveux en particulier est liée étroitement avec la production des fièvres palustres pernicieuses.

PARIS. — IMP. V. GOUPY, G. MAURIN, SUCC., 71, RUE DE RENNES.

9 782013 587389